PUBLICATIONS DU *PROGRÈS MÉDICAL*

OPHTHALMOLOGIE

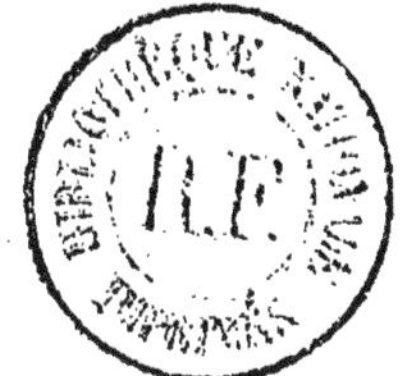

NUCLÉAIRE

PAR

Le Pr KOJEWNIKOFF

Depuis quelque temps l'attention des neuropatholo-
gistes et des ophthalmologistes a été attirée d'une
manière particulière par certains cas de paralysie des
nerfs moteurs des yeux et surtout par ceux auxquels on
a donné le nom de *Ophthalmoplegia externa, s. exte-
rior*, de sorte qu'il existe déjà une littérature assez vaste
sur ce sujet.

En effet, ces cas présentent un intérêt également grand
au point de vue pratique et au point de vue théorique.
M. Mauthner (1) définit comme suit cette forme morbide : on entend sous le nom d'ophthalmoplégie les cas
dans lesquels sont frappés de paralysie les muscles des
deux yeux, ou ceux d'un seul œil, à condition qu'il soit
innervé par différents troncs nerveux. M. Mauthner
propose de nommer l'ophthalmoplégie *externa s. exte-
rior* si seuls les muscles moteurs extérieurs du globe de
l'œil sont atteints de paralysie, et *interna s. interior*,
si ce sont les muscles intérieurs du globe de l'œil qui sont
paralysés (*sphincter pupillæ, tensor chorioïdeæ* et *di-*

---

(1) Mauthner. *Vorträge aus d. Gesammtgebiete d. Augen-
heilkunde*, XII H.; *Die Nuclearlähmung*, 1885.

latator pupillæ); enfin si les muscles extérieurs et intérieurs sont paralysés à la fois, l'ophthalmoplégie doit être nommée *totale*.

Quant à ce qui se rapporte à l'ophthalmoplégie externe, un assez grand nombre de cas ont déjà été décrits, mais le plus souvent ce sont des descriptions cliniques, tandis qu'il n'a été fait jusqu'à présent que très peu d'études anatomo-pathologiques (1).

Il résulte de ces observations que dans certains cas la maladie débute brusquement et, étant accompagnée de graves troubles cérébraux, entraîne bientôt après elle la mort; dans d'autres cas, la maladie, après s'être d'abord développé rapidement, s'arrête, reste stationnaire et parfois même se termine par la guérison : c'est la *forme aiguë*. — Parfois la maladie se développe lentement dès son début, mais progresse toujours et, envahissant d'autres régions du cerveau, amène aussi la mort, ou bien reste longtemps, et même parfois à jamais, stationnaire ; dans ces derniers cas, la guérison n'a pas lieu ou, du moins, elle n'est jamais complète : c'est la *forme chronique*.

Relativement à cette affection, la première question que nous devions nous poser est : où faut-il chercher le siège de la lésion ? Actuellement presque toutes les personnes qui se sont occupées de cette question pensent que, dans la plupart des cas, l'ophthalmoplégie externe est d'origine centrale et non périphérique, c'est-à-dire qu'elle provient de la lésion des noyaux des nerfs moteurs des yeux. M. Mauthner (2) dit même catégoriquement que l'ophthalmoplégie externe, provient toujours d'une altération nucléaire. Cette opinion est basée surtout

---

(1) Nous n'énumérerons pas tous ces cas, vu qu'ils ont été pour la plupart réunis par M. Mauthner, (*l. c.*), et par M. le Dr Korniloff dans son article : « *Ophthalmoplegia externa* » (*Wiesinik*) *Messager de psychiatrie*, de M. le prof. Mierzejewsky, année IV, tome II, page 169, et nous n'en citerons que quelques-uns.

(2) Mauthner. *Loc. cit.*, page 381.

sur ce qu'il est excessivement difficile d'expliquer par une lésion des troncs nerveux périphériques la paralysie isolée des muscles extérieurs de l'œil, vu que dans ces troncs nerveux les fibres des muscles oculaires extérieurs et intérieurs sont côte à côte. Cette paralysie isolée peut, au contraire, très facilement s'expliquer par une lésion des noyaux nerveux moteurs de l'œil, car on sait que les noyaux des différents nerfs sont séparés les uns des autres; de plus, il est très probable que chacun des muscles oculaires a un centre distinct. Par conséquent, nous devons considérer la plupart des cas d'ophthalmoplégie externe comme provenant de lésions des noyaux. Mais il peut y avoir des exceptions à cette règle : M. Mœbius (1), par exemple, a décrit dernièrement un cas d'ophthalmoplégie externe où, à en juger par le commencement et le développement de la maladie, la lésion était probablement périphérique et non centrale. M. Mœbius croit qu'il s'agissait d'une lésion des fibres nerveuses près de leur immergence dans les muscles ou à l'intérieur même de ces derniers, comme cela arrive dans les paralysies dites rhumatismales.

Mais s'il n'est pas possible d'affirmer que l'ophthalmoplégie externe est toujours d'origine nucléaire, encore moins peut-on tirer la conclusion opposée et affirmer qu'une lésion nucléaire ne peut se traduire que par l'ophthalmoplégie externe. Nous pouvons plutôt affirmer que dans beaucoup de cas le processus pathologique peut s'étendre également aux noyaux des muscles extérieurs et à ceux des muscles intérieurs, ce qui produit alors l'ophthalmoplégie totale, comme cela arrive dans la lésion des troncs nerveux périphériques. Par conséquent, dans les ophthalmoplégies comme, en général, dans toutes les paralysies, il faut, pour trancher la question du siége de la lésion, prendre en considération,

---

(1) *Centralblatt für Nervenheilkunde und Psychiatrie*, etc., 1886, n° 17.

non pas un seul phénomène, mais le commencement, le développement de la maladie et tout l'ensemble des symptômes. En effet, on connaît déjà maintenant des cas où, quoique l'ophthalmoplégie fût vraisemblablement d'origine nucléaire, il y avait, à côté de la paralysie des muscles extérieurs de l'œil, paralysie de tel ou tel muscle intérieur.

Dans le cas de von Graefe (1), par exemple, la réaction de la pupille à la lumière faisait défaut ; dans celui de M. Pflüger-Lichtheim (2), la pupille ne réagissait pas à l'accommodation et à la lumière ; dans le cas décrit par M. Strümpel (3), l'accommodation était paralysée et la pupille restait immobile pendant les tentatives de l'accommodation de l'œil, tandis qu'elle réagissait à la lumière ; enfin dans le cas de M. Hutchinson (4), cas dans lequel M. Gowers a trouvé à l'autopsie une dégénérescence des cellules nerveuses composant les noyaux des nerfs moteurs des yeux, il y avait, outre la paralysie des muscles oculaires extérieurs, paralysie du sphincter de la pupille et du tenseur de la choroïde. On pourrait trouver encore quelques autres observations semblables dans la littérature relative à ce sujet, et c'est à cette catégorie que, selon toute probabilité, se rapporte le cas que nous observons actuellement dans notre clinique des maladies nerveuses.

OBS. — Martin P..., âgé de 42 ans, sergent en retraite, entra à la clinique le 29 septembre 1886, à la suite de troubles de la vision. M. le docteur Adelheim, puis M. le docteur Lojetschnikoff, firent dans un examen très attentif et très minutieux de l'œil, les constatations suivantes : Chute (ptosis) complète de la paupière supérieure de l'œil droit ; l'œil gauche est ouvert, mais pas entièrement, car la paupière supérieure de cet œil est aussi quelque peu abaissée ; les deux globes oculaires sont

---

(1) *Archiv. v. Graefe*, vol. II, 2, page 299, 1856.
(2) Mauthner. *Loc. cit.*, page 354.
(3) *Neurolog. Centralblatt*, 1886, n° 2.
(4) *Medico-Chirurg. Transact.*, vol. 62, 1879.

déviés fortement en dehors et un peu en haut, de' sorte qu'à l'état de repos, le bord externe de la cornée' est partiellement caché par l'angle des paupières. Les deux yeux sont presque immobiles : en fait de mouvement, il ne reste de possible que l'abduction encore plus grande en dehors et un mouvement rotatoire limité, pendant lequel l'extrémité supérieure du diamètre vertical de la cornée s'incline en dedans. Les pupilles sont très dilatées; celles de l'œil droit a 5,75^{mm}, et celle de l'œil gauche 6,5^{mm} de diamètre ; elles restent également immobiles sous l'impression de la lumière et pendant les tentatives d'accommodation, il ne se produit pas de rétrécissement à la suite d'une excitation mécanique immédiate des globes des yeux; une excitation douloureuse de la peau ne produit pas de dilatation des pupilles ; de même, pendant les actes d'aspiration et d'expiration forcées, on ne peut remarquer aucun mouvement de l'iris. Sous l'influence de l'ésérine, les pupilles se rétrécissent jusqu'à n'avoir plus que 1^{mm} de diamètre ; sous celle de l'atropine, elles atteignent une dilatation maxima de 8^{mm}. L'œil gauche est emmétrope : V = 4/4 ; l'œil droit est myope. M = 1/36, et V = 4/6; la paralysie de l'accommodation est complète dans l'œil gauche et dans le droit elle l'est presque (1/40 ?) Le fond de l'œil ne présente rien d'anormal à l'ophthalmoscope. La perception des couleurs et les limites du champ visuel sont normales.

Ainsi, nous devons conclure que le malade est atteint de paralysie bi-latérale presque complète du nerf moteur oculaire commun ; que, seul le muscle *levator palpebræ superioris sinistræ* n'est pas complètement paralysé ; que les nerfs de la 6me paire fonctionnent normalement ; que, quant aux nerfs pathétiques, il est difficile de rien dire de positif à cause de l'état des yeux; que, dans tous les cas, il n'y a pas paralysie complète ; que les nerfs optiques sont intacts. Le malade regarde tantôt d'un œil, tantôt de l'autre ; s'il veut se servir du gauche, il doit tourner la tête à droite *et vice-versa* ; quand il veut regarder de l'œil droit, il doit en outre soulever artificiellement (avec un bandeau) la paupière supérieure de cet œil, et il ferme le gauche. De plus, il se plaint de temps à autre de maux de tête, surtout dans la région frontale ; pour le reste, il se porte bien. Quant au développement de la maladie, il résulte des questions adressées à P..., qu'il a toujours joui d'une excellente santé, n'a *jamais eu la syphilis* et n'a jamais abusé des boissons spiritueuses. En avril 1885, il tomba d'une hauteur de 4 archines (3 mètres) et, dans la chute, la partie occipitale de la tête donna contre une poutre; il ne perdit pas connaissance, mais il sentit « comme un brouillard dans la tête » ; du reste, il se releva tout seul sans blessure ; pendant deux semaines, il eut des maux de tête, mais continua néanmoins à travailler ; le malade remarqua que durant cet été là *ses cheveux tombèrent* en grande quantité, mais en automne cette chute capillaire s'arrêta. En septembre 1885, il se produisit à l'œil gauche une forte photophobie ; en regardant, le malade ressentait une douleur accompagnée de larmoiement ; du reste, l'œil n'était pas rouge, ce qui fait supposer qu'il y avait alors dilatation considérable de la pupille. Quelque temps après, P.... remarqua qu'il voyait parfois double et que le globe de l'œil gauche déviait peu à peu en dehors (strabisme divergent), si bien qu'il ne se servit plus que de l'œil droit. Mais en avril 1886, ce dernier ressentit aussi les mêmes atteintes : photophobie d'abord, ensuite déviation graduelle de l'œil en dehors ; puis, peu à peu, la paupière supérieure de l'œil droit commença à s'abaisser, de sorte que le malade dut de nouveau se servir de son œil gauche, ou relever mécaniquement la paupière supérieure droite. Durant cet espace d'une année et demie, le malade ressentit parfois des maux de tête, mais peu violents ; quant au reste il se porta bien.

P. est jusqu'à présent à la clinique, mais il ne s'est pas produit de changement appréciable dans son état.

Maintenant se pose la question : « où devons-nous chercher le siège de la lésion ? » Quoiqu'il ne soit pas possible d'y répondre avec certitude, nous croyons qu'il est probable que cette lésion est nucléaire et non périphérique ; on peut invoquer en faveur de cette opinion : 1° l'absence de lésion des nerfs situés à la base du crâne à côté des nerfs moteurs des yeux ; 2° la conservation, partielle il est vrai, de la mobilité du muscle *levator palpebræ superioris sinistræ*, malgré la paralysie complète de tous les autres rameaux du nerf moteur oculaire commun ; et surtout : 3° la lésion tout à fait symétrique des mouvements des deux yeux, la maladie s'étant développée progressivement et identiquement des deux côtés. Donc, on peut souvent observer l'ophthalmoplégie externe à la suite d'une lésion nucléaire, mais dans ces cas, il peut y avoir aussi ophthalmoplégie totale.

Quant aux processus pathologiques produisant l'ophthalmoplégie nucléaire, il est évident qu'ils peuvent être très variés ; il peut y avoir inflammation aiguë ou chronique, hémorrhagie, tumeur, etc.

Ainsi, par exemple, dans le dernier congrès de médecins et de naturalistes à Berlin, M. Uhthoff (1) a communiqué un cas où l'ophthalmoplégie externe provenait de la présence dans la moelle allongée d'un tubercule solitaire de la grosseur d'une noisette.

Une question importante est celle de savoir si l'ophthalmoplégie nucléaire peut être l'effet d'un processus pathologique que nous devons considérer comme étant une lésion systématique des éléments nerveux.

Pour ce qui concerne la forme chronique de l'ophthalmoplégie, tout le monde presque regarde cela comme possible ; du reste, il faut remarquer que cette opinion est basée, moins sur des observations anatomo-pathologiques que sur des faits cliniques. Pour le moment on ne peut avancer en faveur de cette opinion que très peu de données anatomo-pathologiques : par exemple, dans le cas observé par Hutchinson (2), Gowers a trouvé dans les noyaux moteurs des yeux une dégénérescence des cellules nerveuses en tout pareille à celle que l'on observe dans l'atrophie musculaire progressive et dans la paralysie bulbaire.

Il n'y a pas longtemps, M. Ross (3) a communiqué deux observations dans lesquelles on trouva dégénérescence et atrophie tant des cellules nerveuses composant les noyaux des nerfs moteurs des yeux, que des racines de ces nerfs. Mais tous ces cas étaient compliqués et devaient être rapportés au *tabes*.

A notre connaissance, il n'y a pas encore de cas d'ophthalmoplégie pure et simple avec données anatomo-

---

(1) *Neurol. Centralblatt*, 1886, n° 19.

(2) *Loc. cit.*

(3) *On a case of locomotor ataxia with laryngeal crises and on primary sclerosis of the columns of Goll, complicated with ophthalmoplegia externa.* Brain, Part. XXXIII, 1886.

pathologiques correspondantes. Quant aux preuves cliniques de l'existence d'une lésion systématique, elles consistent surtout en ce que, dans certains cas, l'ophthalmoplégie était compliquée de symptômes qui appartiennent à une affection systématique de la moelle allongée ou de la moelle épinière, savoir, les symptômes de la paralysie bulbaire (cas de von. Graefe (1), de Fœrster (2), etc.), et parfois aussi ceux de l'atrophie musculaire ; nous avons pu observer trois cas, dont deux ont déjà été décrits par M. le docteur Roth (3).

Ainsi l'*existence d'une lésion systématique des noyaux des nerfs moteurs des yeux* peut être actuellement considérée comme prouvée au moins dans la forme chronique.

Mais une lésion systématique de la moelle épinière et de la moelle allongée peut exister, aussi bien dans la forme aiguë qu'à la forme chronique ; des observations prouvent que cette forme aiguë peut aussi se rencontrer dans cette région du cerveau. Se basant sur trois observations (4) faites par lui-même, M. Wernicke a décrit cette forme sous le nom de *poliencephalitis superior acuta hæmorrhagica ;* il n'avait pu trouver dans la littérature qu'un seul cas pareil, décrit par M. Gayet, mais dans ce dernier cas, la lésion était trop étendue. Autant que nous sachions, aucune autre observation semblable n'a été publiée depuis celles de M. Wernike ; c'est pourquoi le cas que nous avons pu observer dernièrement dans notre clinique offre un intérêt particulier.

Le 23 février 1886, entrait à notre clinique Victor G., coiffeur, âgé de 41 ans ; il était atteint de graves symptômes cérébraux : connaissance très obscurcie, délire, faiblesse parétique des

---

(1) V. *Graefe's Arch.* Bd. XII, 2, page 269, 1866.
(2) Mauthner, *loc. cit.*, page 323.
(3) Communiqué en séance à la Société des médecins russes de Moscou, 7 mai 1882.
(4) *Lehrbuch d. Gehirnkrankheiten*, Bd. II, p. 229, 1882.

extrémités et troubles particuliers dans les mouvements des yeux.

Nous n'avons pu réunir que très peu de renseignements sur son existence antérieure; mais nous savons pour sûr que durant bien des années, G. abusait beaucoup des boissons spiritueuses et buvait dans les derniers temps jusqu'à trois bouteilles d'eau-de-vie par jour, sans compter le vin et la bière. Mais, malgré cela, il jouissait jusqu'à ces derniers temps d'une bonne santé; du moins il ne semble pas qu'il ait jamais eu de maladie sérieuse; il n'a jamais été atteint de syphilis et n'a jamais subi de traumatisme de quelque importance; ce n'est que dans les premiers jours de février 1886 que sa santé a commencé à s'altérer: il ressentit des douleurs au creux de l'estomac et une faiblesse générale. On peut fixer le début de sa maladie actuelle au 16 février; à cette époque il commença à se plaindre de faiblesses dans les jambes, de lourdeur de tête; de temps en temps on put remarquer chez lui du délire et, semble-t-il, des hallucinations visuelles. Ces symptômes augmentèrent de jour en jour; ses jambes devinrent si faibles que le malade dut rester constamment couché; la faiblesse gagna les bras; le délire et les hallucinations devinrent plus violents; c'est à cette époque qu'on remarqua des troubles dans les mouvements des yeux; la santé du malade empira de plus en plus et, le 23 février, il fut apporté à la clinique dans l'état suivant:

Etat actuel: Le malade est constamment couché parce qu'il ne peut non seulement être debout, mais même rester assis. Température 35,8°; pouls 96, régulier, mais très faible; on peut remarquer une certaine cyanose à la figure et aux extrémités. La connaissance du malade est très obscurcie; de temps en temps il peut encore faire une courte réponse, mais le plus souvent il prononce des paroles incohérentes; en même temps, on peut remarquer quelque excitation psychique qui se trahit par une certaine loquacité et par une tendance à gesticuler. Le plus souvent, le malade délire; il a indubitablement des hallucinations, car il dit voir du feu, divers animaux, etc. Il a quelque peine à s'exprimer, prononce les mots d'une manière un peu indistincte, les mouvements des jambes sont possibles, mais très faibles; de plus ils sont irréguliers: il y a jusqu'à un certain point ataxie. Les mouvements des bras sont libres, quoiqu'ils aient perdu de leur force; mais ils sont encore plus irréguliers que ceux des membres inférieurs, en raison de la grande quantité de mouvements superflus. La nutrition des muscles des extrémités est normale; leur contractilité électrique ne s'écarte pas non plus de l'état normal. Les réflexes rotuliens sont abolis; mais les réflexes cutanés de la plante des pieds sont exagérés;

les réflexes du crémaster et des muscles abdominaux font défaut. La sensibilité de la peau a partout persisté, mais elle a quelque peu diminué (il a été impossible de l'examiner à fond, à cause de l'état psychique du patient). La compression des troncs nerveux et des muscles ne provoque nulle part de douleur; celle de la colonne vertébrale donne le même résultat. Tous les mouvements de la langue sont possibles. On ne remarque rien d'anormal dans les muscles du visage, mais il y a chute de la paupière supérieure des deux yeux, surtout du droit, si bien que le malade ne peut les soulever à volonté (ptosis).

Le malade s'oppose en fermant fortement les yeux aux essais faits dans le but de les lui ouvrir ; de même, les paupières se ferment encore davantage sous l'influence de la lumière ; la faculté de fermer à volonté les yeux est intacte.

L'examen des yeux donna les résultats suivants : les deux globes sont constamment déviés à la fois en haut et en dehors et leurs mouvements dans tous les sens sont très limités; dans le mouvement en dedans, les yeux atteignent à peine jusqu'à la ligne médiane ; d'ailleurs les mouvements en haut et en bas sont aussi très limités; ceux en dehors, quoique plus faciles, ne sont pas non plus parfaitement libres ; tous ces symptômes sont plus marqués dans l'œil droit que dans le gauche. Les pupilles égales dans les deux yeux, sont de moyenne grandeur et réagissent indubitablement à la lumière. La vue ne semble pas avoir souffert; du moins, il est incontestable que le malade voit de l'un et de l'autre œil; on ne peut pas non plus remarquer de troubles de l'accommodation. Malheureusement il n'était pas possible de faire un examen plus complet de la vue et du fond de l'œil, vu l'état psychique du patient, quoique nous nous fussions adressés pour cela à un ophthalmologiste très expérimenté; on n'a pas pu non plus résoudre la question de savoir si le malade voyait double.

L'appétit a complètement disparu ; pas de nausées ni de vomissements; à la compression, une légère douleur au creux de l'estomac ; ventre très gonflé ; pas de selle depuis plusieurs jours ; rétention d'urine ; vessie distendue ; foie de grandeur normale et non douloureux à la compression; rate un peu augmentée de volume ; rien d'anormal dans les poumons; les battements du cœur sont faibles, mais réguliers et les bruits en sont normaux,

On fit sortir au moyen du cathéter environ 1000 c.cub. d'urine transparente, très concentrée, sans albumine ni sucre; le soir, la température était de 36,2°.

24 *février* : L'état du malade est pire ; l'état cyanotique

du visage et des mains est plus marqué; la connaissance s'est obscurcie davantage. Respiration 29 ; pouls 120, presque insensible. Tous les mouvements sont beaucoup plus faibles. La chute des paupières est plus accentuée.Les yeux dévient encore davantage en dehors et leurs mouvements sont toujours plus limités ; quant aux pupilles, elles sont, comme auparavant, de grandeur moyenne et réagissent à la lumière. La température était le matin 35,4° et le soir 35,8°.

25 *février*. Le malade est tout à fait privé de connaissance ; de temps en temps il délire doucement. L'état cyanotique est très marqué ; le pouls est insensible ; les bruits du cœur ne sont plus perceptibles. Température 34,5°. L'abaissement des paupières est également accusé des deux côtés ; les yeux sont comme auparavant déviés en dehors et en haut, les pupilles ne réagissent plus. Au bout de peu de temps, l'agonie commença et le malade expira à midi.

Quoique cette observation ne soit pas tout à fait complète à cause de l'impossibilité de l'examen ophthalmoscopique, les symptômes étaient si nettement marqués qu'il a été possible de faire un diagnostic assez précis : nous supposions qu'il s'agissait ici de l'affection décrite par M. Wernike sous le nom de *poliencephalitis superior acuta*, compliquée probablememt d'hydrocéphalie.

L'*autopsie* a été pratiquée le 26 février et a donné les résultats suivants : tissu cellulaire adipeux sous-cutané abondant; œdème dans les parties postérieures des lobes inférieurs des poumons ; cœur dilaté, flasque, recouvert d'une couche abondante de graisse; mais on ne peut remarquer de dégénérescence marquée du muscle cardiaque; les valvules sont sclérosées, mais suffisantes.Endoaortite athéromateuse. Rate quelque peu hypertrophiée ; la pulpe en est normale. Reins sans altération appréciable. Foie un peu graisseux. Catarrhe chronique de l'estomac. Intestins normaux. Calotte crânienne sans anomalie. Dans le sinus longitudinal, un caillot fibrineux. Œdème de la pie-mère cérébrale; les membranes du cerveau s'enlèvent facilement; elles présentent par places des opacités. Les vaisseaux de la base du cerveau sont normaux. Ventricules dilatés par une assez grande quantité d'un liquide transparent; épendyme épaissie et recouverte d'une multitude de petites granulations (épendymatite chronique granuleuse). Rien d'anormal ne se fait remarquer à la surface des couches optiques. (Dans notre cas, la commissure grise ou n'existait pas du tout ou n'était que très peu développée et s'est déchirée lors de l'autopsie du cerveau: du moins ne l'avons-nous pas trouvée quand nous avons mis à découvert le 3me ventricule).

On fit une section frontale à travers les deux couches optiques, à peu près au milieu; on put voir alors que sur leur bord interne tourné vers le 3me ventricule, passait une bande de couleur grisâtre, parsemée de petits points rouges. Cette bande suivait le bord interne des couches optiques à environ 4 ou 5 mm. de profondeur et était presque identique des deux côtés; elle était de consistance plus molle que les parties environnantes. A l'examen microscopique de cette partie (à l'état frais), on trouva une énorme quantité de globules sanguins plus ou moins altérés et une quantité assez grande de corps granuleux. Toute la partie restante des couches optiques paraissait être intacte et on ne trouva rien non plus d'anormal dans les autres parties du cerveau. La moelle allongée paraissait aussi en bon état, mais dans le 4me ventricule l'épendyme était épaissie et couverte de petites granulations. La moelle épinière et ses enveloppes ne présentaient rien d'anormal ; ni dans la moelle épinière ni dans la moelle allongée on ne trouva de corps granuleux. Malheureusement, par inadvertance, les rétines ne furent pas examinées; mais les nerfs optiques, de même que les bandelettes optiques, furent reconnus normaux tant à l'examen macroscopique qu'à l'examen microscopique des coupes.

Plusieurs nerfs périphériques des extrémités ont été examinés au moyen de l'acide osmique et teints au picrocarmin: on n'y trouva rien d'anormal. Après durcissement dans le bichromate de potasse d'une grande partie du cerveau, de la moelle allongée et de la moelle épinière, on fit (1) une quantité de coupes dans les diverses régions de ces parties. — En examinant les coupes frontales faites de la partie moyenne des couches optiques, on put constater que leurs vaisseaux sanguins regorgeaient de sang ; en outre, le long du bord interne de la couche optique tourné vers le 3me ventricule, à 4^mm de profondeur, le tissu était parsemé d'hémorrhagies capillaires. La quantité et l'importance de ces hémorrhagies étaient différentes dans les diverses coupes, mais la plupart étaient inférieures en grandeur à une tête d'épingle; quelques-unes d'entre elles étaient nettement délimitées : on voyait que le sang épanché n'avait pas dépassé l'espace périvasculaire; d'autres étaient plus diffuses.

---

(1) L'assistant actuel de la Clinique des maladies nerveuses, M. le Dr Rossolimo.

En beaucoup d'endroits, le tissu cérébral était pour ainsi dire raréfié entre les hémorrhagies et là où il y avait beaucoup de ces dernières, ce tissu était ramolli. Les parois des vaisseaux étaient un peu épaissies, mais pas plus que dans les autres parties du cerveau. Quant à la distribution de ces hémorrhagies, elles s'étendaient en bandes étroites et exclusivement le long du bord interne des couches optiques et ne penétraient pas à l'intérieur de celles-ci ; même au bord supérieur de ces couches, il n'y avait nulle part trace de ces épanchements sanguins. Dans les deux couches optiques, ces hémorrhagies étaient distribuées d'une manière remarquablement symétrique. Dans les coupes faites plus en avant, ces hémorrhagies suivaient le bord interne des couches optiques, atteignaient en diminuant d'importance et de nombre l'extrémité antérieure de ces dernières et se retrouvaient encore plus loin, dans les parois mêmes de l'infundibule. Des hémorrhagies semblables se rencontraient dans la même région de la partie postérieure des couches optiques et allaient sans interruption jusqu'à l'aqueduc de Sylvius ; dans plusieurs coupes, elles existaient dans la commissure postérieure elle-même, ainsi qu'au-dessus et au-dessous de cette dernière. — Dans les coupes faites à travers les corps quadrijumeaux et les pédoncules cérébraux ; des hémorrhagies en tout pareilles entouraient de tous côtés l'aqueduc de Sylvius, mais ici aussi, elles ne se trouvaient que dans les parties les plus voisines des parois de ce dernier. Dans quelques coupes, ces hémorrhagies se voyaient aussi dans le noyau lui-même du nerf moteur oculaire commun. Plus en arrière, ces altérations existaient aussi dans la partie antérieure de la protubérance ; les hémorrhagies y étaient assez abondantes et étaient accompagnées d'un ramollissement du tissu, mais elles ne se rencontraient qu'immédiatement sous l'épendyme dans la substance grise qui forme le fond du 4me ventricule: elles n'allaient pas plus profondément.

Ces altérations ne se trouvaient que dans la moitié antérieure de la protubérance ; vers le milieu de cette dernière, elles diminuaient peu à peu, puis disparaissaient et dans la partie postérieure, le tissu ne présentait rien d'anormal, de sorte que les noyaux des nerfs de la 6me et de la 7me paires étaient intacts. De plus, dans le 4me et le 3me ventricule, de même qu'au tour de l'aqueduc de Sylvius, l'épendyme s'était épaissie d'une manière marquée et en certains endroits on y voyait de petites granulations ; l'examen microscopique démontra qu'elles provenaient de prolifération du tissu épendymaire. Même au microscope il n'y avait pas d'autres altérations dans le cerveau, la moelle allongée et la moelle épinière.

Donc, dans notre cas, outre l'épaississement de l'épendyme, les principales altérations consistaient dans le ramollissement inflammatoire du tissu cérébral avec hémorrhagies capillaires (*ramollitio cerebri rubra inflammatoria*). Mais ce qui est surtout important ici, c'est la distribution de ce processus : il se bornait très exactement à cette substance grise centrale qui forme le fond du 4me ventricule, les parois du 3me et entoure l'aqueduc de Sylvius, et nulle part presque il n'attaquait les éléments situés plus profondément ; de plus, il s'étendait des deux côtés, à droite et à gauche, d'une manière très symétrique. Il est impossible de ne pas remarquer l'analogie frappante de ces altérations pathologiques avec celles décrites par M. Wernicke ; cette circonstance seule nous donne déjà le droit de considérer ces altérations dans une partie donnée du cerveau comme un phénomène non accidentel.

Par leur caractère et leur distribution, elles offrent une analogie parfaite avec celles qui sont connues sous le nom de poliomyélite antérieure aiguë, et si nous tenons ces dernières pour une lésion systématique, nous devons faire de même pour le processus morbide de notre cas ; s'il en est ainsi, nous pouvons dire que cette région du cerveau est susceptible de lésion systématique non seulement dans la forme chronique, mais aussi dans la forme aiguë.

Ce fait a une très grande importance pour la question des lésions systématiques du cerveau en général.

Comme on le sait, l'opinion régnait jusqu'à ces derniers temps que les lésions systématiques n'appartiennent qu'à la moelle épinière et à la moelle allongée et qu'elles ne se concentrent pas dans le cerveau (1) ; que, si on trouve dans ce dernier des lésions strictement

---

(1) Ainsi M. Charcot dans ses « *Leçons sur les localisations*, etc., 1876-1878, p. 46, s'exprime comme suit : « On peut dire, quant à présent, que dans le cerveau les lésions systématiques font défaut.»

limitées; cela dépend, non des fonctions physiologiques de ces parties, mais de la distribution des artères du cerveau. Mais grâce aux observations de ces derniers temps, nous pouvons affirmer avec certitude que les lésions systématiques appartiennent aussi au cerveau. Tout au moins connaissons-nous maintenant deux formes morbides dans lesquelles la lésion du cerveau a un caractère tout à fait systématique ; la première, c'est la sclérose des faisceaux pyramidaux : on sait que, dans cette maladie, la dégénérescence des éléments nerveux n'est pas seulement bornée à la moelle épinière et à la moelle allongée, mais envahit la partie des faisceaux pyramidaux qui traverse le cerveau, s'étend jusqu'à l'écorce de ce dernier et n'épargne pas même les zones motrices de cette écorce (1). Ainsi cette maladie nous offre un exemple dans lequel la lésion de certaines parties du cerveau est tout aussi bien systématique que celle de la moelle épinière et de la moelle allongée. La seconde forme est celle dont nous avons parlé, c'est-à-dire l'affection de cette substance grise centrale qui forme le fond du 4me ventricule, le fond et les parois du 3me et entoure l'aqueduc de Sylvius.

Comme nous l'avons vu, des observations prouvent que, dans certains cas, cette substance grise centrale est sujette à des lésions qui ont un caractère systématique et qui se rencontrent aussi bien dans la forme aiguë que dans la forme chronique.

Si nous avons réussi à définir deux formes morbides

---

(1) Cas de sclérose latérale amyothrophique, la dégénérescence des faisceaux pyramidaux se prolongeant à travers tout l'encéphale. — Prof. Kojewnikoff, *Arch. de Neurol.*, 1883, n° 18. Deux nouveaux cas de sclér. lat. amyotroph., suivis d'autopsie, Prof. Charcot et Marie. *Arch. de Neurol.*, 1885, n°s 28 et 29. — Cas de sclérose amyothrophique. Dégénérescence des faisceaux pyramidaux dans toute leur étendue et de l'écorce du cerveau dans les régions correspondantes. Prof. Kojewnikoff (Wiestnik) *Messager de Psychiatrie* de M. le prof. Mierzejewsky, 1885, n° 11 et *Centralblatt fur Nervenheilkunde*, 1885, n° 18.

de lésions systématiques du cerveau, peut-être réussira-t-on dans la suite à découvrir d'autres lésions semblables de cet organe. L'importance de ces lésions systématiques est facile à comprendre; leur étude, plus que tout autre mode d'investigation, peut expliquer la position et les relations réciproques des différentes parties du cerveau et, de cette manière, répandre la lumière sur l'anatomie et la physiologie de cet organe.

C'est ainsi que l'étude de cas de dégénérescence des faisceaux pyramidaux a permis de suivre avec une grande évidence la direction que suivent dans le cerveau les fibres qui transmettent l'impulsion de la volonté ; mais le même résultat peut se produire relativement aux autres régions du cerveau qui sont encore inaccessibles à notre étude, si l'on réussit à y trouver des lésions purement systématiques.

Paris. — Imp. V. Goupy et Jourdan, 71, rue de Rennes,